Enfermería en Atención Primaria
Manual para enfermería

Volumen I

Miguel Valía Guerra
Diplomado Universitario en Enfermería

Irene Molina Martínez
Diplomada Universitaria en Enfermería

Francisco Tomás Vidal Ros
Diplomado Universitario en Enfermería

Quedan rigurosamente prohibidas, sin la autorización escrita de los titulares del Copyright, bajo las sanciones establecidas en las leyes, la reproducción parcial o total de esta obra por cualquier medio o procedimiento, comprendidos la reprografía y el tratamiento informático, y la distribución de ejemplares de ella mediante alquiler o préstamo públicos.

© Enfermería en Atención Primaria

© Miguel Valía Guerra

© Irene Molina Martínez

© Francisco Tomás Vidal Ros

ISBN papel: 978-1978253995

ISBN-10: 1978253990

Impreso en España

Editado por Createspace

Primera edición, 2017

ÍNDICE

1. Introducción   7

2. Administración de medicamentos

    2.1.   Administración enteral

    2.2.   Administración tópica

    2.3.   Administración transdérmica

    2.4.   Administración Inhalatoria

    2.5.   Administración Parenteral

    2.6.   Administración Intraósea

3. Toma de tensión Arterial

    3.1.   Tensión arterial

    3.2.   Índice Tobillo/Brazo

    3.3.   Cribado de HTA

1. Introducción

Este manual está pensado para el profesional de la enfermería en general y particularmente en aquel que desarrolla su actividad laboral en Atención Primaria.

Con este libro pretendemos reunir aquellas tareas básicas con las que el enfermero va a tener que lidiar de forma cotidiana en el desempeño de sus actividades como profesional de salud para que con ello y una vez asimiladas las técnicas adecuadas, el enfermero pueda dedicar sus habilidades y destrezas en otros pequeños detalles a nivel particular sobre cada uno de los clientes y observar sus distintas reacciones y comportamiento en busca de aquellos signos y síntomas que nos ayuden a la búsqueda del Diagnóstico Enfermero más adecuado en cada momento. Como bien decía Florence Nightingale: *"La observación indica cómo está el paciente; la reflexión indica qué hay que hacer; la destreza práctica indica cómo hay que hacerlo. La formación y la experiencia son necesarias para saber cómo observar y qué observar; cómo pensar y qué pensar".*

2. Administración de medicamentos.

La administración de medicación es el procedimiento por el cual se administra un medicamento prescrito a un paciente, con el objetivo de tratar, prevenir o diagnosticar alguna enfermedad.

Es una de las principales tareas de los profesionales de enfermería, por ello es imprescindible que se realice de forma eficiente y segura, para garantizar la seguridad del paciente.

Debemos seguir las <u>reglas de los cinco correctos</u> para la administración segura de medicamentos:

- el paciente correcto
- el medicamento correcto
- la dosis correcta
- a la hora correcta.
- la vía correcta

LOS 5 CORRECTOS

- PACIENTE CORRECTO
- MEDICAMENTO CORRECTO
- DOSIS CORRECTA
- HORA CORRECTA
- VÍA CORRECTA

1 ADMINISTRACIÓN ENTERAL

1.1 VÍA ORAL

Proceso por el cual se administra un medicamento en estado sólido, semisólido o líquido a la circulación, con efectos locales sobre el tracto gastrointestinal o la circulación sistémica, a través de la boca por deglución. Con fines diagnósticos, preventivos o terapéuticos.

Ventajas:
- Vía más segura, cómoda y económica.
- Técnica de administración sencilla. Puede realizarla el paciente.
- Formas de presentación variada.

Inconvenientes:
- Absorción lenta.
- Irritación de la mucosa.
- Si el sabor del medicamento es desagradables, posibles vómitos o náuseas.

Realización del procedimiento:
- Lavarse las manos.
- Comprobación básica de la preparación del medicamento y los cinco correctos.
- Explicar al paciente y a su familia, si procede, la importancia de la técnica y administración del medicamento que se le va a dar.
- La posición correcta, salvo que este contraindicada, sería en bipedestación, sedestación o fowler.
- Observar el nivel de conciencia y deglución del paciente.
- Ofrecer el medicamento en el recipiente adecuado, acompañado de un vaso de agua o zumo. Si tiene dificultad para tragar las pastillas, aconsejar que se las coloque en la parte posterior de la lengua para estimular el reflejo de deglución.
- Desechar el material utilizado.

- Lavarse las manos.
- Registrar el procedimiento.

1.2 VÍA RECTAL

La administración de medicación es a través del recto. Se utiliza tanto para medicación de acción local como para medicación de acción sistémica, por la gran capacidad de absorción de la mucosa intestinal. Es una alternativa cuando la vía oral está contraindicada, cuando los medicamentos irritan la mucosa gástrica o cuando los medicamentos son destruidos por los jugos gástricos.

Inconvenientes:
- Lesión de la mucosa rectal.
- Reacción vagal.
- A veces la absorción del medicamento no es la esperada.

Material:
- Guantes desechables.
- Empapador.
- Sonda o cánula rectal.
- Lubricante o vaselina.
- Bolsa específica para enemas.
- Medicamento prescrito (supositorios,

enemas, etc)

Realización del procedimiento:
- Lavarse las manos.
- Preparar el material necesario.
- Guantes no estériles.
- Informar al paciente de la técnica que le vamos hacer, comprobando los 5 correctos.
- Proporcionar la intimidad necesaria al paciente.
- Colocar al paciente en la posición adecuada: decúbito lateral izquierdo con la pierna derecha flexionada, por encima de la izquierda, hacia delante. Posición de sims.
- Examinar el estado del ano. Comprobar que está limpio.
- Lubricar la punta del supositorio o de la cánula y el dedo índice de la mano dominante, antes de la inserción.
- Indicar al paciente que realice varias inspiraciones profundas por la boca, esto favorece la relajación del esfínter anal y disminuye la ansiedad del paciente.
- Introducir el fármaco unos 5cm para atravesar el esfínter y quedar retenido en el recto.

- Mantener las nalgas apretadas hasta que pase el tenesmo fecal.
- Pedirle al enfermo que retenga el fármaco unos 10 minutos, en posición lateral o supina.
- Dejar al paciente cómodo e indicarle que nos avise si siente cualquier malestar.
- Registrar el procedimiento.

1.3   VÍA SUBLINGUAL

Procedimiento dirigido a administrar un fármaco debajo de la lengua para que a través de los vasos sanguíneos llegue a la circulación sistémica rápidamente, evitando la destrucción del fármaco por los jugos gástricos. Existen pocos fármacos que se puedan administrar por esta vía.

Realización del procedimiento:
- Lavarse las manos.
- Comprobar que es la medicación correcta.
- Paciente semisentado o en posición de fowler.
- Indicarle que coloque la medicación debajo de la lengua y que espere a que se absorba. No debe tragar saliva, ni

líquidos durante su administración.

1.4 MEDIANTE SONDA NASOGÁSTRICA (SNG)

Procedimiento encaminado a que los medicamentos administrados tengan efecto local o sistémico.

Inconvenientes:
- Aspiración
- Efectos gastrointestinales.

Realización del procedimiento:
- Lavarse las manos.
- Comprobar los cinco correctos.
- Posición del paciente sedestación o posición de fowler, si no está contraindicada.
- Comprobar la posición y la permeabilidad de la SNG.
- Pinzar SNG, quitar embolo, despinzar, administramos 10 ml de agua, después administramos la medicación. Si administramos varios medicamentos entre cada administración limpiamos con 10 ml de agua. Cuando hayamos finalizado con la medicación limpiamos con 30-50 ml de agua para mantener la

permeabilidad de la sonda y asegurarnos que la medicación llega al estómago.
- Pinzar la SNG, retirar la jeringa y colocar un tapón de SNG.
- Tras la administración el paciente debe permanecer en posición de fowler o sobre el lateral derecho con la cama elevada unos 30° durante treinta minutos para evitar el reflujo.
- Registrar todo el procedimiento.

Obstrucción de la SNG:

- Inyectar 5ml de agua caliente en la sonda, clampar durante 5 minutos. Lavar con agua hasta que salga limpia.

2 ADMINISTRACIÓN TÓPICA

2.1 VÍA CUTÁNEA

Procedimiento que busca un efecto terapéutico local, mediante la aplicación del fármaco en una zona concreta sobre la que queremos actuar.

Material necesario:

- Batea o carro de curar.
- SSF 0,9% para limpiar la zona.
- Gasas estériles.
- Fármaco prescrito (pomada, loción, crema…)
- Guantes desechables.
- Guantes estériles para heridas abiertas.

Realización del procedimiento:

- Lavarse las manos.
- Comprobar los cinco correctos.
- Preparar el material.
- Colocarse los guantes.
- Informar al paciente de la técnica a realizar y educarlo, si fuese necesario.
- Lavar la piel son SSF 0,9% y secar cuidadosamente con toques la piel, sin frotar.
- Abrir el tubo y colocar el tapón hacia arriba para que no se contamine.
- Aplicar con un aplicador, con una gasa impregnada o con el guante.
- Extender en la dirección del vello con movimientos suaves. Con una capa fina y uniforme.
- Cubrir la zona con un apósito, si fuera necesario.

- Lavarse las manos.
- Registrar el procedimiento.

2.2 VÍA ÓTICA

Administración en el conducto auditivo externo del medicamento. En forma de gotas. Se utiliza para tratar la infección, inflamación y el dolor local.

Realización del procedimiento:
- Lavarse las manos.
- Comprobar los cinco correctos.
- Preparar el material necesario.
- Colocarse guantes.
- Indicar el procedimiento al enfermo.
- Paciente en decúbito lateral o sentado con la cabeza inclinada hacia el lado sano.
- Sujetar suavemente el pabellón auricular y alinearlo, traccionando hacia atrás y hacia fuera (en niños, hacia atrás y hacia abajo) e instilar las gotas prescritas, sobre la pared lateral, a la temperatura corporal.
- Insertar la punta del cuenta gotas sin rozar el pabellón auditivo.
- Solicitar que permanezca en decúbito

lateral, al menos 5 minutos.
- Proporcionar un algodón al paciente para evitar que se salga la medicación.
- Lavarse las manos.
- Registrar el procedimiento.

2.3   VÍA OFTÁLMICA

Procedimiento por el cual administramos un medicamento en forma de colirio o pomada sobre el saco conjuntival. Para tratar la infección y la inflamación local.

Realización del procedimiento:
- Lavarse las manos.
- Comprobar los cinco correctos.
- Preparar material necesario.
- Ponerse guantes desechables.
- Explicar el procedimiento al paciente.
- Paciente en sedestación o decúbito supino con la cabeza ligeramente hiperextendida.
- Realizar higienes de ojos, retirando posibles secreciones.
- Con una gasa bajar párpado inferior
- Indicarle al paciente que mira hacia arriba, disminuye la reacción del reflejo palpebral.

- Instilar el colirio unos 2cm por encima del saco conjuntival. Una vez instilado, indicarle al paciente que parpadee suavemente para que se extienda el medicamento.
- Quitarse los guantes
- Registrar el procedimiento.

2.4 VÍA NASAL

Procedimiento por el cual se administra medicación a través de la mucosa nasal. Para tratar infecciones e inflamaciones locales, además de aliviar signos de congestión y mejorar la respiración.

Realización del procedimiento:
- Lavarse las manos.
- Comprobar los cinco correctos.
- Preparar el material necesario.
- Ponerse guantes desechables.
- Explicar procedimiento al paciente.
- Paciente en decúbito supino o fowler con la cabeza ligeramente extendida hacia atrás.
- Introducir el cuentagotas 1,5 cm dirigido al cornete superior.
- Aplicar la dosis.

- Pedirle al paciente que este unos 5 minutos en decúbito supino.
- Puede limpiarse el líquido que gotea por la nariz, pero no sonarse.
- Lavarse las manos.
- Registrar el procedimiento.

2.5 VÍA VAGINAL

Procedimiento por el cual se administra medicación a través de la vagina en forma de óvulos o supositorios. Se utiliza para tratar o prevenir infecciones, eliminar flujo irritante, aliviar molestias y la inflamación.

Material necesario:
- Batea o carro de curar.
- Guantes.
- Medicamento prescrito.
- Lubricante
- Empapador.

Realización del procedimiento:

➢ Lavarse las manos.
➢ Comprobar los cinco correctos.
➢ Preparar el material necesario.

- Ponerse los guantes.
- Informar al paciente de la técnica que vamos a realizar.
- Preservar su intimidad.
- Paciente en posición de litotomía (piernas flexionadas con la cadera ligeramente elevada).
- Higiene de los genitales.
- Cambio de guantes.
- Separar los labios mayores y localizar el orificio vaginal.
- Lubricar el aplicador del medicamento, si lo tuviese.
- Introducir el medicamento de 5 a 7 cm en la vagina.
- Pedir a la paciente que permanezca en esta posición de cinco a quince minutos.
- Proporcionar toallitas vaginales.
- Quitarse los guantes
- Registrar el procedimiento.

3 ADMINISTRACIÓN TRANSDÉRMICA

Procedimiento por el cual se administra un fármaco en forma de parche, cuyo principio activo penetra en la piel y pasa a la circulación sistémica, a una velocidad programada y durante un tiempo establecido. También se conoce como vía percutánea.

El objetivo de esta vía es proporcionar una acción continuada del fármaco.

Realización del procedimiento:
- Lavarse las manos.
- Comprobar los cinco correctos.
- Preparar el material necesario.
- Ponerse guantes.
- Abrir sobre en el que va envuelto.
- Retirar la lámina protectora que cubre la superficie adhesiva del parche.
- Aplicar sobre una zona en la que la piel tenga poco vello, este sana y limpia. Evitar pieles quemadas, lesionadas, con cortes o irritadas, zonas de pliegues y articulaciones.
- Ejercer una ligera presión con la mano para fijar bien el parche.
- Para retirarlos y desecharlos, plegarlos por la mitad con las caras adhesivas en contacto.
- Registro del procedimiento.

Zonas de elección:
- Zonas más recomendadas tórax o cara externa de los brazos.

- Deben rotarse las zonas de aplicación.
- No debe aplicarse en la parte distal de las extremidades.

4 ADMINISTRACIÓN POR VÍA INHALATORIA

Procedimiento por el cual se consigue que un fármaco se absorba por la vía respiratoria. Generalmente se utilizan broncodilatadores y fármacos para las enfermedades respiratorias.

4.1 SISTEMAS DE INHALACIÓN
4.1.1 CARTUCHO PRESURIZADO.

Realización del procedimiento:
- Lavarse las manos.
- Comprobar los cinco correctos.
- Colocarse guantes.
- Educar al paciente para su posterior realización.
- Paciente en sedestación o fowler.
- Sujetar el cartucho con los dedos índice y pulgar, forma de "L", y agitar suavemente.
- Solicitar al paciente que haga una respiración profunda y espire lentamente.

- Colocar la boquilla en la boca sellándola con los labios.
- Inspirar lentamente presionando el cartucho una sola vez.
- Retirar el cartucho y pedirle que retenga la respiración diez segundos.
- Sí tuviésemos que realizar otra inhalación, esperar treinta segundos. Volver a repetir todo el procedimiento.
- Comentarle al paciente que se enjuague la boca.
- Registro del procedimiento.

Realización del procedimiento con cámara de inhalación:
- Lavarse las manos.
- Comprobar los cinco correctos.
- Preparar material necesario.
- Colocarse guantes
- Educar al paciente para su posterior realización.
- Paciente en sedestación o fowler.
- Montar la cámara.
- Destapar cartucho y agitarlo.
- Encajarlo en la cámara.
- Pedirle al paciente que haga una respiración profunda y espire

lentamente.
- Colocar la cámara en la boca del paciente y pulsar el inhalador.
- Inspirar lentamente. Se pueden realizar varias inhalaciones.
- Retirar la cámara de la boca y retener la respiración diez segundos.
- Si necesita otras dosis, retirar el cartucho de la cámara, agitarlo y repetir el proceso de nuevo.
- Enjuagar la boca, una vez finalizada la administración.
- Registro del procedimiento.

4.1.2 **DISPOSITIVO DE POLVO SECO**.

No requieren sincronización con la inspiración. El fármaco se encuentra en forma de polvo en el interior de la cápsula.

Realización del procedimiento:
- Lavarse las manos.
- Comprobar los cinco correctos.
- Colocarse guantes.
- Educar al paciente para su posterior realización.
- Paciente en sedestación o fowler.

- Introducir la cápsula en el inhalador.
- Presionar un botón que perfora la cápsula quedando libre la medicación para su inhalación.
- Se coloca en la boca y se realiza una inspiración lenta y profunda para arrastrar el polvo y que pase a los pulmones.
- Generalmente, se repite dos veces para vaciar la cápsula por completo.
- Mantener la respiración diez segundos.
- Colocar la capucha de nuevo y guardar en lugar seco.
- Enjuagar la boca.
- Registro del procedimiento.

4.1.3 NEBULIZADOR

Realización del procedimento:
- Lavarse las manos.
- Comprobar los cinco correctos.
- Preparar el medicamento que vamos a administrar en una jeringuilla.
- Colocarse guantes.
- Informar al paciente del

procedimiento que vamos a llevar a cabo.
- Paciente en posición de sedestación o fowler.
- Abrir la tapa del recipiente del nebulizador, verter el medicamento preparado, acompañado de suero fisiológico.
- Cerrar la tapa del nebulizador y ajustar la mascarilla a la cara del paciente.
- Conectar la mascarilla a la fuente de gas presurizado de 5-7 litros.
- Comprobar que sale vaho a través de los orificios laterales de la mascarilla.
- Controlar la tolerancia del paciente.
- Una vez finalizada, limpiar el recipiente del nebulizador.
- Registro del procedimiento.

5 VÍA PARENTERAL

Los medicamentos se introducen en el organismo a través de diferentes tejidos con fines terapéuticos o diagnósticos. El procedimiento se realiza con aguja y jeringa.

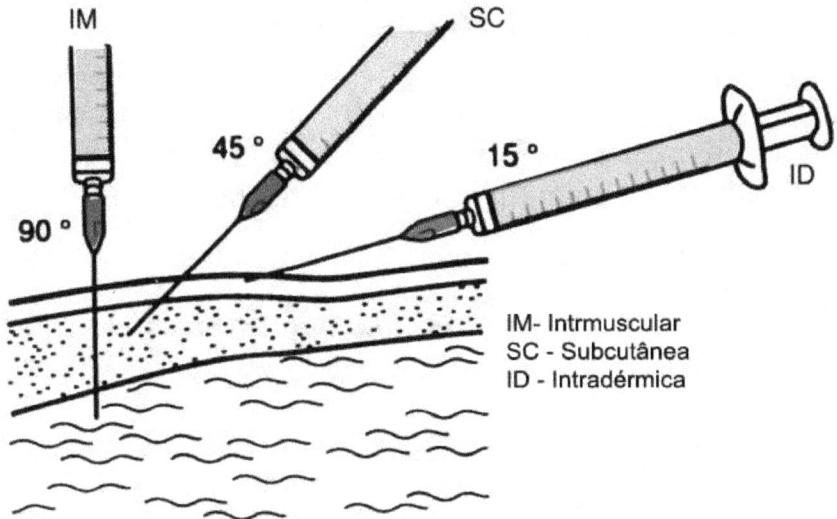

Material necesario:
- Batea o carro de medicación
- Jeringa de tamaño adecuado según la medicación a administrar.
- Aguja de calibre y longitud adecuada a la vía que vayamos a utilizar.
- Gasas.
- Antiséptico.
- Medicación.
- Compresor para vía intravenosa.

5.1 VÍA INTRADÉRMICA

Procedimiento por el cual se administra un fármaco debajo de la piel del paciente, en la dermis. Con objetivos diagnósticos, pero no terapéuticos.

No se debe administrar una cantidad superior a 0,5 ml.

Realización del procedimiento:
- Lavarse las manos.
- Comprobar los cinco correctos.
- Preparar el material necesario.
- Colocarse guantes desechables.
- Informar al paciente de la técnica que vamos a realizar.
- Paciente en posición de sedestación o fowler.
- Proporcionar la intimidad necesaria al paciente.
- Seleccionar zona de punción. Localizaciones: cara anterior media del antebrazo, la de mayor elección, región subescapular y la parte superior del tórax.
- Desinfectar la zona con antiséptico y dejar secar.
- Estirar la piel sobre la zona de punción.

- Introducir la aguja intradérmica conectada a la jeringa, con el bisel hacia arriba y un ángulo de 15°.
- No aspirar el embolo.
- La sustancia debe entrar lentamente provocando una pápula o habón.
- Retirar la aguja.
- No masajear la zona para evitar que el medicamento se reabsorba en otros tejidos próximos.
- Marcar con un rotulador el cuadrado donde se ha producido la inoculación, para observar posibles reacciones.
- Indicar al paciente que no se lave, ni se toque la zona de punción.
- Recogida del material.
- Quitarse guantes
- Registrar el procedimiento.

5.2 VÍA SUBCUTÁNEA

Procedimiento por el cual se administra el medicamento en el tejido conjuntivo debajo de la piel.

La cantidad de fármaco inyectado va de 0,5 a 2 ml.

Zonas de punción:

> Cara externa de los brazos.
> Cara externa de los muslos.
> Pliegue abdominal.

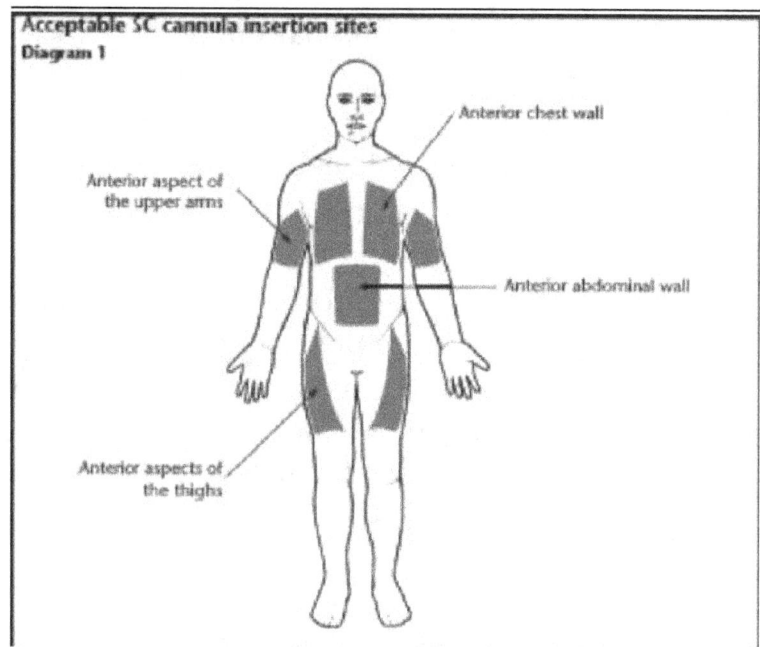

Realización del procedimiento:
- Lavarse las manos.
- Comprobar los cinco correctos.
- Preparar el material necesario.
- Ponerse guantes.
- Informar al paciente de la técnica que vamos a realizar.

- Preservar la intimidad del paciente.
- Paciente en posición cómoda.
- Elegir la zona de punción. Para la administración de heparina la zona de elección es el abdomen a la altura de las crestas iliacas. El ángulo de la aguja es de 90° y no se aspira ni se masajea. Son jeringas precargadas.
- Desinfectar la zona con un antiséptico y dejar secar.
- Sujetar con la mano no dominante el tejido subcutáneo, pellizcando la piel (para facilitar la inserción de la aguja y disminuir el dolor).
- Introducir la aguja conectada a la jeringa con un ángulo entre 45° - 90° y soltar la piel.
- Aspirar suavemente. Si aparece sangre, retirar la aguja y realizar de nuevo el procedimiento.
- Inyectar lentamente el medicamento.
- Retirar aguja y jeringuilla y masajear la zona con una gasa impregnada en antiséptico. Sin friccionar.
- Recoger el material.
- Quitarse los guantes.
- Registrar el procedimiento.

5.3 VIA INTRAMUSCULAR

Procedimiento por el cual se administra medicación en el tejido muscular con fines preventivos o curativos.

Zonas de punción:
- Dorsoglúteo (zona de Barthelemy). La inyección se realiza en el cuadrante superior externo del glúteo. Para evitar puncionar el nervio ciático, la arteria glútea o el hueso.
- Vasto lateral externo. Cara anterolateral del muslo. Zona de punción segura puesto que no existen vasos sanguíneos ni nervios subyacentes.
- Deltoides. Cara externa superior del brazo. Se utiliza para pequeños volúmenes de medicación. Zona de punción 5cm por debajo del acromion.
- Ventroglúteo (zona de Von Hochsteter). Zona de administración segura por estar alejada de grandes vasos y nervios.

Realización del procedimiento:
- Lavarse las manos.
- Comprobar los cinco correctos.
- Preparar material necesario.
- Ponerse guantes desechables.
- Informar al paciente sobre la técnica que

le vamos a realizar.
- Proporcionar la intimidad necesaria del paciente.
- Paciente en posición cómoda según la zona de punción.
- Elección de la zona de punción.
- Desinfectar con un antiséptico y dejar secar.
- Introducir la aguja con un movimiento rápido y seguro, técnica cerrada aguja y jeringa a la vez, con un ángulo de 90º.
- Tirar suavemente del émbolo para comprobar que no hemos puncionado una vena o una arteria. Si esto ocurre, retirar la aguja y repetir el procedimiento.
- Inyectar lentamente la medicación.
- Sujetar la jeringa firmemente cuando la aguja se encuentra en los tejidos para evitar lesiones tisulares.
- Cuando tenemos que administrar varios medicamentos, pinchamos una vez y cambiamos de plano la aguja para administrar otros medicamentos.
- Retirar la aguja y la jeringa en un movimiento rápido.
- Dar un pequeño masaje sobre la zona de la punción con una gasa con antiséptico para favorecer la absorción del fármaco,

evitando su acumulación y aliviando el dolor.
- Recoger todo el material.
- Quitarse los guantes y lavarse las manos.
- Registrar el procedimiento.

Posibles complicaciones:
- Infección local.
- Lesión nerviosa.
- Hemorragia local.
- Dolor.
- Aparición de abscesos estériles por irritación del tejido cutáneo y subcutáneo al utilizar medicamentos irritantes.

5.4 VIA INTRAVENOSA

Procedimiento por el cual se administra la medicación directamente a la circulación sanguínea. A través de un acceso venoso. Con fines preventivos, diagnósticos o terapéuticos.

Se produce el efecto más rápidamente que por otras vías.

Existen diferentes procedimientos:

5.4.1 ADMINISTRACIÓN DE FÁRMACOS EN BOLO.

Procedimiento por el cual un fármaco es administrado directamente a la circulación venosa, la medicación pasa directamente a la sangre, siendo sus efectos muy rápidos. Debe ser una administración lenta que dure varios minutos, dependiendo del fármaco administrado.

Realización del procedimiento:
- Lavarse las manos.
- Comprobar los cinco correctos.
- Preparar el material necesario.
- Preparar la medicación
- Ponerse los guantes.
- Informar al paciente de la técnica que vamos a realizar.
- Averiguar antecedentes alérgicos del paciente.
- Si lleva tapón antirreflujo, limpiar con una gasa con antiséptico. Colocar la jeringa y administrar lentamente la medicación, posteriormente limpiar con 2 o 3 ml de suero fisiológico.
- Si tenemos llave de tres pasos,

primero quitar el tapón, segundo limpiar con una gasa con antiséptico, tercero introducir la jeringa, cuarto girar la llave, quinto introducir la medicación lentamente. Después limpiar la vía con 2 o 3 ml de suero fisiológico, por último girar la llave y colocar el tapón.
- Recoger todo el material.
- Quitarse los guantes y lavarse las manos.
- Registrar el procedimiento

Formas de presentación para preparar la medicación en bolo:

- **Ampollas:** Recipientes de cristal sellados, en su interior la medicación líquida.
  - Sujetamos la ampolla con la mano no dominante. Le damos unos golpecitos con la mano dominante a la parte superior, para conseguir que toda la medicación se quede en la parte baja de la ampolla.
  - Romper el cuello de la

ampolla, ejerciendo presión hacia el lado donde están los dedos pulgar e índice de la mano dominante, protegidos con una gasa.
- Depositar la parte superior de la ampolla que acabamos de romper, en un contenedor para residuos cortantes o punzantes.
- Extraer medicación con aguja y jeringa inclinando la ampolla. Al introducir la aguja dentro de la ampolla evitar que roce los bordes de la ampolla.
- Aspirar el contenido de la ampolla.
- Si se han formado burbujas en la jeringa al extraer el líquido, colocarla verticalmente con el émbolo abajo, dar unos golpes para que las burbujas asciendan y expulsar el aire empujando el émbolo hacia arriba.
- Rotular medicación de la jeringa.

➢ **Viales:** Recipientes de plástico o cristal con una tapa de caucho protegida por una tapa de plástico o metálica a su vez que las protege para evitar su contaminación, en su interior va la medicación en forma de polvo para ser reconstituida o en forma líquida para administrar directamente o diluirla.

- **Preparación de viales líquidos:**
    - Homogeneizar el contenido, sin agitar enérgicamente para evitar provocar la formación de espuma y burbujas.
    - Retirar la tapa protectora del vial, limpiarla con antiséptico.
    - Conectar aguja y jeringa. Tirar del émbolo, sin tocar para no contaminar.
    - Puncionar el vial e introducir el aire de la jeringa.
    - Colocar el vial de forma invertida con la mano no dominante y con la mano

dominante tiramos suavemente del émbolo para cargar la medicación prescrita.
- Sacar la aguja del vial en bloque junto con la jeringa.
- Si han quedado burbujas eliminarlas, como se explica en el apartado de las ampollas.
- Si ha sobrado medicación en el vial rotularlo, para su posible reutilización. Muy importante anotar la fecha.
- Rotular medicación de la jeringa.

- **Preparación de viales en polvo:**
  - Leer instrucciones de la farmacéutica en relación a la cantidad y al tipo de disolvente que necesita la medicación para ser reconstituida.
  - Retirar la tapa protectora, limpiar con una gasa con antiséptico.
  - Conectar aguja y jeringa.

- Retirar el émbolo hacia atrás.
- Introducir la cantidad de disolvente indicada por la farmacéutica, (agua destilada estéril, suero fisiológico estéril isotónico).
- Mezclar soluto y disolvente hasta conseguir una mezcla homogénea.
- Coger el vial con la mano no dominante, ponerlo verticalmente. Con la mano dominante sujetar la jeringa, tirar del émbolo y cargar la medicación.
- Retirar aguja y jeringa en bloque del vial.
- Si han quedado unas burbujas de aire eliminarlas, como explicamos en los apartados anteriores.
- Si ha sobrado medicación en el vial se rotula para su posible reutilización. Muy importante poner la fecha.
- Rotular medicación de la jeringa.

En caso de administrar la medicación en bolo directamente sobre la vena, *cambiar siempre la aguja por una nueva y estéril.*

5.4.2 ADMINISTRACIÓN DE MEDICAMENTOS DILUIDOS EN SOLUCIONES INTRAVENOSAS.

Procedimiento por el cual se administra la medicación diluida en sueros programados de 50-100 ml.

Consiguen y mantienen unos niveles uniformes de medicación en sangre a lo largo del tiempo.

El riesgo de provocar reacciones adversas inmediatas es menor, ya que la administración es lenta y en menos concentrada.

En medicaciones irritantes, al estar más diluida, disminuyen o se minimizan los efectos.

Material necesario:
- Medicación prescrita.
- Aguja y jeringa para cargar la medicación.
- Gasas estériles.

- Antiséptico.
- Sistema de gotero.
- Pie de gotero.
- Bolsa o botella de suero donde diluir la medicación.

Realización del procedimiento:
- Lavarse las manos.
- Comprobar los cinco correctos.
- Preparar el material necesario.
- Revisar la compatibilidad del fármaco con el suero donde va a ser diluido.
- Preparar la medicación.
- Introducir la medicación en el suero puncionando la tapa de goma.
- Rotular el suero, paciente y medicación a administrar.
- Purgar y clampar el sistema.
- Comprobar que es compatible con la sueroterapia, si el paciente la tiene programada. Si no fuese compatible, cerrar la sueroterapia, limpiar con suero fisiológico antes y después de administrar la medicación.
- Colocarse guantes.
- Informar del procedimiento al paciente. Averiguar sobre posibles alergias.
- Paciente en posición cómoda.

- Desinfección del punto de inyección.
- Revisar el punto de inyección para descartar posibles problemas, tipo flebitis, extravasación, etc.
- Abrir el sistema de gotero (desclampar) y regular la velocidad a la que queremos que pase la medicación.
- Vigilar al paciente mientras le cae la medicación por si aparecen efectos secundarios, alergias, etc.
- Una vez acabada la administración del medicamento cerramos el sistema y retiramos el suero.
- Retirada del material.
- Quitarse los guantes, lavarse las manos.
- Registro del procedimiento.

6 VÍA INTRAÓSEA

Esta vía se utiliza en momentos de emergencia en los que se ha intentado el acceso periférico en repetidas ocasiones sin conseguir dicho acceso. Es una vía para administrar medicación en un corto periodo de tiempo.

Procedimiento por el cual a través de la inserción de una aguja en el hueso, se accede a la medula ósea con el fin de administrar la medicación.

3. Toma de la Tensión Arterial.

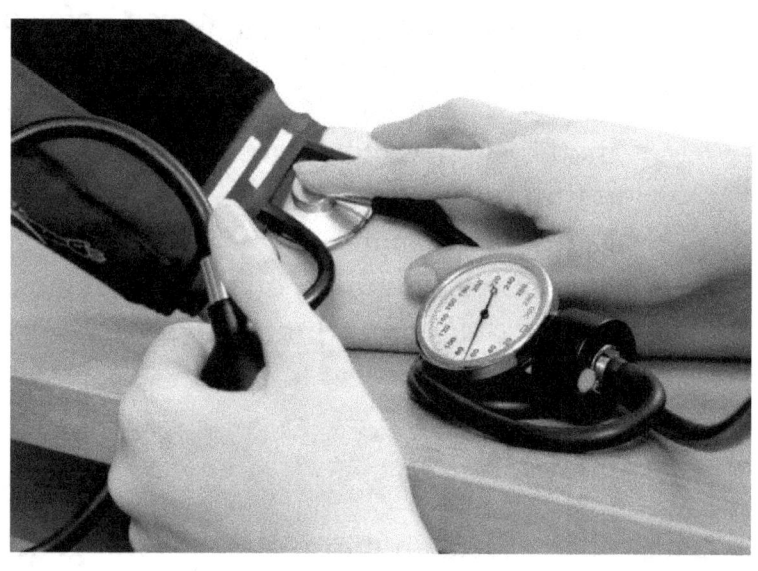

Debido a la relevancia que está adquiriendo las enfermedades de carácter hipertensivo y la mortalidad y morbilidad que éstas ocasionan cada vez más se pone de manifiesto la importancia de la prevención primaria de la aparición de estos problemas de salud, así como la prevención secundaria y rehabilitación en la prevención terciaria, por lo que se recomienda realizarse esta prueba de toma arterial al menos:

- 1 vez antes de los 14 años en individuos normotensos.

- cada 4 años entre los 14 y los 45 años

- en mayores de 45 años cada 2 años, salvo que detectemos que tenemos la TA, ya que se trata de una enfermedad de inicio silente.

Podemos distinguir entre **Hipertensión Primaria**, que es aquella en la que la causa es de origen idiopático (se da entre el 90 y el 95% de los casos). Por otro lado, hablamos de **Hipertensión Secundaria** cuando la base de la misma es un enfermedad que incrementa los valores de la presión arterial del organismo.

3.1 Toma de la Presión Arterial

Para una toma correcta de la TA, es preciso seguir las siguientes recomendaciones:

- Tomarla tras cinco minutos de reposo por lo menos.
- La persona debe estar relajada y no tener prisa.
- Tampoco debe haber comido, bebido sustancias excitantes (café, té) ni fumado durante la media hora previa a la medición.
- La posición del cuerpo debe ser sentado, no estirado, con la espalda bien apoyada en el respaldo de la silla. Las piernas deben estar tocando el suelo, no cruzadas, y la mano relajada, sin apretar y en posición de descanso. En embarazadas se recomienda la posición de decúbito lateral izquierdo.
- Brazo de referencia o dominante apoyado más o menos a la altura del corazón, mano relajada. El brazo de referencia o dominante es aquel en el que la TA es más alta.
- El manguito debe de estar en contacto con la piel, así que el paciente deberá remangarse la camisa. Si es invierno y se llevan muchas capas de ropa, será

mejor que se las quite porque si se remangan diferentes prendas a la vez se puede crear un anillo que constriña la zona.
- El manguito ha de ocupar las dos terceras partes de la longitud del brazo del cliente y situarse a 2,5 cm de la flexura del codo.
- Una vez posicionada la persona se colocará el manguito, que se adaptará al diámetro del brazo (pequeño, normal, grande). La explicación de la colocación viene reflejada en un gráfico que acompaña al aparato, así que una vez ajustado el manguito se debe presionar el botón para conectar el tensiómetro.
- Es importante que mientras el manguito se infla el paciente no hable, puesto que eso afectaría a los valores marcados.
- No redondear cifras.

La Asociación Norteamericana del Corazón como la Sociedad Europea de Hipertensión y Sociedad Europea de Cardiología han mantenido en su último congreso la definición dehipertensión comenzando a partir de **140/90 mm Hg** para adultos de 18 años ó mayores. Así podemos distinguir varios tipos de estadios en la Hipertensión Arterial:

Estadio	Presión sistólica	Presión diastólica
Normal	< 120 mmHg	< 80mmHg
Prehipertensión	120 – 139	80-89
HTA estadio I	140-159	90-99
HTA estadio II	>160	>100

Hemos de tener siempre en cuenta de que en el 20 ó 25 % de los casos de HTA en estadio I es debido a lo que popular conocemos como *Sindrome de la Bata Blanca*.

Según las repercusiones orgánicas que pueda tener en el organismo la HTA mantenida hablomos de distintos grados de HTA:

- **Grado I**: sin lesiones evidenciables

- **Grado II**: Ya existe una afectación de los órganos aunque los signos y síntomas siguen sin ser visibles. Por ello hablamos de enfermedad silenciosa.

- **Grado III:** hay tanto signos como síntomas de afectación de los órganos diana.

En el caso de las embarazadas, como hemos mencionado anteriormente lo ideal es tomar la tensión en decúbito lateral izquierdo aunque se puede tomar en posición sentada. Entre la semana 28-32 de gestación se ha de realizar una nueva toma de TA ante la posibilidad de desarrollar eclampsia o preclampsia en cuyo caso nos encontramos con valores incrementados en 30 mmHg ó más para la presión sistólica y/o 15 para la diastólica con respescto a la tensión que presentaba la cliente al inicio del embarazo. En caso de valores superiores de 140/85 mmHg en cualquier momento del embarazo o a las 24 horas posteriormente del parto, debemos sospechar de preclampsia.

En niños, es muy importante usar un manguito adecuado a su estatura y peso.

Al tratarse, la HTA, de una enfermedad de caracter crónico debemos hacer incapie en la importancia del autocontrol por parte del paciente tanto en las medidas farmacéuticas como en las de habitos saludables como la alimentación y el ejercicio. En estos pacientes la EPS es muy importe para que el cliente adquiera información, se autocuide y sea consciente de las posibles complicaciones que puede conllevar una HTA mantenida en el tiempo.

Deberemos llevar un control del paciente con visitas programadas, éstas dependeran de las características y presentación de la HTA en cada caso. El régimen de visitas recomndable es el siguiente:

- para hipertensos con diagnóstico establecido:
    - Una vez por semana hasta conseguir unos valores compensados
    - Una vez al mes durante los seis primeros meses en los que las cifras de Tensión arterial están controlados.
    - Posteriormente las visitas serán cada 4 ó 6 meses mientras la TA esté en valores normales.
- Para clientes que presentan valores límite:

- Controles cada 3 meses inicialmente
- Una vez los valores estén normalizados las visitas serán cada 6 meses.

En la EPS debemos poner de manifiesto la importancia de una alimentación correcta. Así pues, recordar la importancia de una dieta hiposódica, salvo que ésta esté contraindicada como ocurre en embarazadas, terápias con ion Litio, iliostomías, hipotiroidismo grave, enfermedad renal con perdida de ión sodio, si el paciente presenta casos de diarrea o vómitos abundantes. Debemos recomendar una disminución de los alimentos ricos en grasas saturadas. Por otro lado, debe incrementar la ingesta de alimentos ricos en potasio (fruta y verdura fresca) y calcio.

Hipotensión Arterial:

Hablamos de hipotensión arterial en aquellos casos en los que las cifras tensionales están por debajo de 100/60 en mujeres y 110/70 mmHg en hombres según la OMS.

Debemos de tener en consideración que la presión arterial varía de una persona a otra. Así, por ejemplo con un descenso de solo 20 mm Hg puede ocasionar problemas para algunas personas. Existen distintos tipos y causas de la presión arterial baja.

El uso de ciertos farmacos como los diuréticos, ansiolíticos, algunos tipos de antidepresivos, medicamentos para el corazón y el alcohol pueden hacer bajar los niveles de presión arterial.

Si la presión arterial disminuye mucho el cerebro, el corazón o el riñón no recibe el suficiente aporte sanguíneo con lo que se inician los sistemas compensadores, si es mantenida en el tiempo puede que éstos no sean suficientes pudiendo llegar a producir graves daños en el organismo.

3.2 Índice Brazo Tobillo

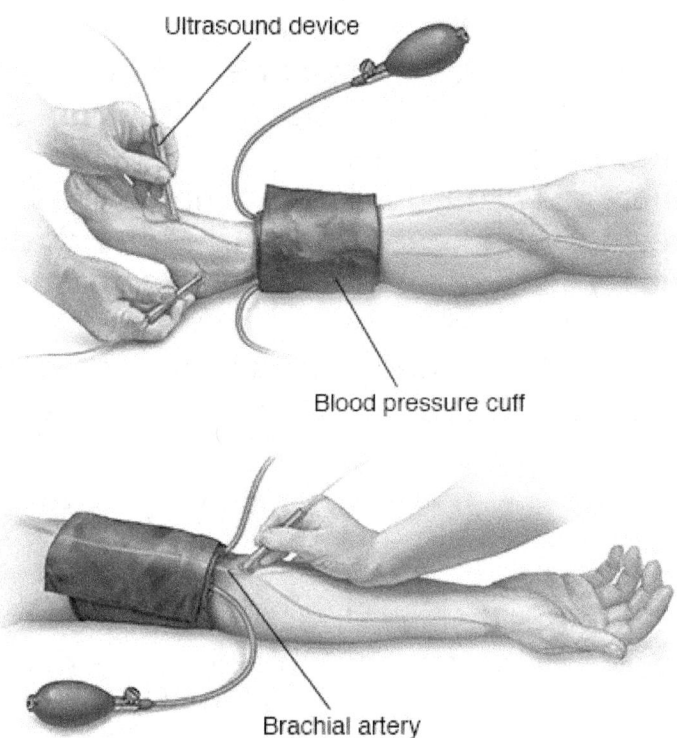

El índice tobillo braquial (ITB) es el índice que sirve para comparar la presión arterial del tobillo con la presión arterial del brazo. Conocer el ITB es importante porque puede usarse como indicador de la enfermedad arterial periférica (EAP).

Las arterias periféricas del cuerpo pueden verse afectadas de la misma forma que las arterias coronarias (arterias del corazón). Por ejemplo, pueden obstruirse con colesterol o volverse rígidas debido a la calcificación. Una diferencia significativa entre la presión sanguínea de la parte inferior de las piernas y los brazos pueden ser signo de una enfermedad arterial periférica. Esta enfermedad puede provocar problemas médicos más severos tales como derrame cerebral e insuficiencia cardiaca.

Para poder realizar un índice tobillo brazo el paciente debe colocarse en decúbito supino y realizar la medición de la presión arterial mediante manguitos de presión y con la ayuda de un doppler continuo con una sonda de 7.5mHz

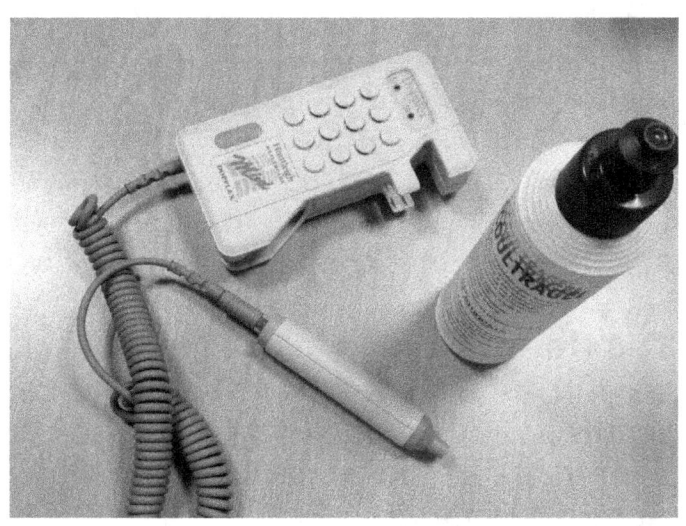

El cliente ha de estar acostado en una camilla, al menos durante 10 minutos antes de la realización de la prueba. Se le tomará la tensión arterial braquial. Acontinuación tomar la TA en el tobillo, en la arteria dorsal del pie y también en la arteria tibial posterior. Repetir en ambas piernas.

Usa el valor más alto de las lecturas de las arterias del tobillo izquierdo y divídelo por el valor de la arteria braquial. Luego, repite este proceso con los resultados obtenidos del tobillo derecho.

El índice tobillo braquial normal varía entre 1.0 y 1.4. Mientras más se acerque a 1 el ITB del paciente, mejor será el resultado. Esto significa que la presión sanguínea del brazo debe estar lo más cerca posible de la presión sanguínea del tobillo.

- **ITB inferior a 0.4** indica la presencia de una enfermedad arterial periférica severa. Esto significa que el paciente podría desarrollar una úlcera que no cicatriza o gangrena.

- **ITB de 0.41-0.90** indica la presencia de una enfermedad arterial periférica de leve a moderada y requiere exámenes posteriores como tomografía computarizada, resonancia magnética o una angiografía.

- **ITB de 0.91-1.30** indica vasos sanguíneos normales. Sin embargo, un valor entre 0.9 y 0.99 podría causar dolor durante la práctica de actividad física.

- **ITB superior a 1.3** indica vasos no compresibles y severamente calcificados que aumentan artificialmente la presión sanguínea. Una diabetes de larga duración o una enfermedad renal crónica pueden llevar a este estado.

3.3 **Cribado de Hipertensión Tensión Arterial**

El cribado de la HTA es de gran importancia, dado los problemas de mortalidad y sobretodo de morbilidad que se asocian a problemas del sistema cardiovascular como son:
- ataques cardiacos
- accidentes cerebrovasculares
- aneurísmas
- insuficiencia cardiaca
- insuficiencia renal
- debilitación de los vasos sanguíneos
- síndrome metabólico
- rotura de vasos pequeños
- problemas cognitivos
- etc...

Por tanto se recomienda la detección lo antes posible. Así, se recomienda que el enfermero, como agente de salud más cercano al cliente, la realización periódica de los niveles de Tensión Arterial cuaundo se produzca la visita clínica o domiciliaria. Se recomienda, cuando el facultativo lo estime oportuno por algún signo o síntoma encontrado en el paciente, y de forma rutinaria cada 2 años en el paciente con niveles normales o cada año en aquellos pacientes con niveles que aún estando dentro de la normalidad sean elevados. No hay ningún límite de edad máximo para realizar el cribado.

En la consulta, ante sospecha de HTA, el enfermero realizará una **Triple Toma**, la cual consiste en la determinación de la Presión arterial del paciente en tres ocasiones distintas, con un mínimo de tiempo entre toma y toma de una semana y con un máximo de 2 mese. El procedimiento supone la toma de 2 lecturas de la PA separadas por más de 2 minutos (aunque es cierto que no hay un conseno en el tiempo ideal) en el brazo que más PA se detecte en 3 consultas consecutivas semanales (si hay una diferencia mayor a 5 mm Hg entre ellas se deben efectuar otras mediciones hasta obtener dos similares), calculando la media en cada consulta. Para el diagnóstico se tendrá en cuenta la media de las medias de las 3 consultas, confirmando el diagnóstico de HTA si esta media total es ≥ 140 / 90 mm Hg.

Una vez finalizada la Triple Toma y con los valores medios actuaremos según el valor de los mismos, así:

- **Con un valor medio de PAS ≤ 140 Y/O PAD ≤ 90**: deberemos realizar un seguimiento cada dos años y una adecuada Educación para la Salud.

- **Con un valor medio de PAS ENTRE 130-139 Y/O PAD ENTRE 85-89 :** deberemos poner en sobreaviso al cliente y hacer ejercicios de Educación para la Salud con el fín de modificar los hábitos de vida por unos más saludables y/o reforzando aquellos sanos. Seguir con las mediciones cada 3 meses hasta conseguir valores medios más normales y luego cada 6 meses.

- **Con un valor medio de PAS ≥ 140 Y/O PAD ≥ 90 O SISTÓLICA AISLADA ≥ 140** : deberemos incluir al cliente en la cartera de paciente hipertenso y realizar las tomas de TA una vez a la semana de forma inicial hasta que los valores esten normalizados, entonces la visitas seran una vez al mes durante los seis meses y si tras este tiempo los valores son normales las visitas serán cada 4 ó 6 meses, iniciar la Educación para la Salud si no se ha puesto previamente en marcha, así como derivar al médico para consulta y administración del tratamiento más indicado.

Una toma en la consulta con valores iguales o superiores de **180/110 mmHg**, confirmados tras 20 ó 30 minutos desde la toma inicial ya se considerará hipertenso al cliente, iniciando el protocolo de actuación en estos casos.

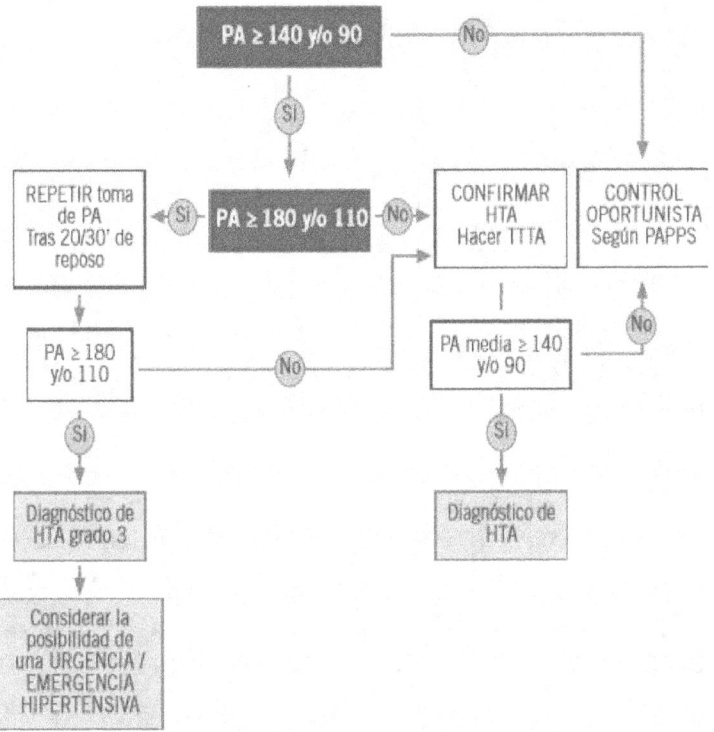

Algoritmo de actuación tras una primera toma de PA

En estos momentos, además de la Triple Toma, también se aceptan para el diagnóstico las cifras obtenidas en MAPA, e incluso las de

AMPA.

Cuando las medidas de la PA las realiza el propio paciente o sus familiares en su domicilio se habla de **automedidas domiciliarias de la PA (AMPA)**.

Cuando las medidas se realizan mediante dispositivos automatizados, a intervalos preprogramados y durante la actividad diaria de la persona en un período que habitualmente es de 24 horas se habla de **monitorización ambulatoria de la presión arterial (MAPA)**.

La aparición de la AMPA y de la MAPA ha contribuido a mejorar el diagnóstico de la HTA ya que permiten diferenciar la verdadera hipertensión de la hipertensión de bata blanca.

Con la utilización del método AMPA, estableceremos que un cliente es hipertenso si presenta valores medios superiores o iguales a 135/85 mmHg.

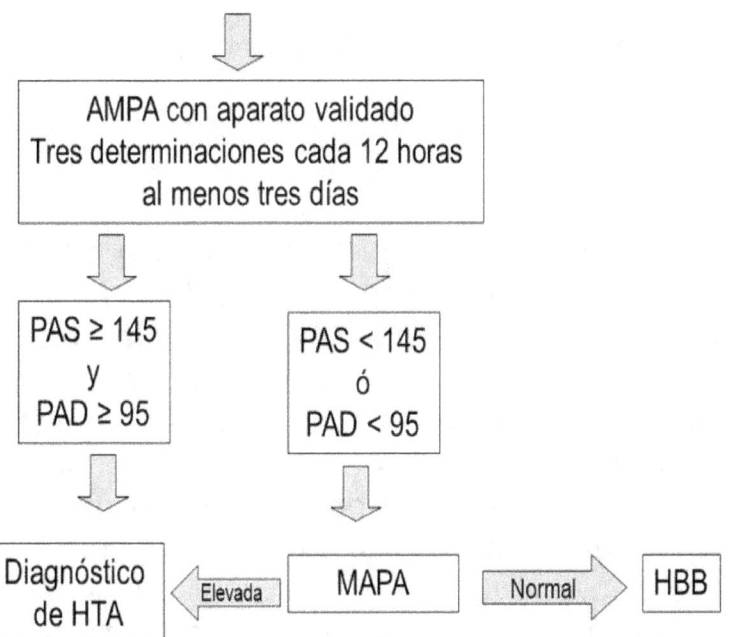

Hablamos de cliente hipertenso cuando con el método AMPA obtengamos los valores de la siguente tabla:

	MAPA (MEDIA DE LA PA)	AMPA (MEDIA DE LA PA)
PA sistólica /PA diastólica	Diurna ≥ 135 / 85 Nocturna ≥ 120 / 75 24 horas ≥ 125 / 80	≥ 135 / 85

Al referirnos a Hipertensión por Bata blanca nos estamos haciendo eco del **Síndrome por Bata blanca**. Se da en aquellos pacientes en los que al acudir a la clínica presenta valores de presión arterial superiores a cuando se mide la presión arterial en casa o medios controlados como puede ser una farmácia. Se calcula que aproximadamente entre un 25 y un 30 % de la población reaciona de esta forma. Es portanto un sesgo muy importante a la hora de diagnosticar a un paciente con Hipertensión.

BIBLIOGRAFIA

- Procedimientos clínicos en enfermería del adulto. Mª Dolores Martínez-Espejo Sánchez, David Armero Barranco. Segunda edición. Editorial Diego Marín.

- Manual de la CTO de enfermería. 6ª Edición. Tomo III. Grupo CTO, editorial CTO.

- www.riojasalud.es

- www.osakidetza.euskadi.eus

- www.murciasalud.es

- Guía Cardiovascular GAP. Servicio de salud de las Islas Baleares.

www.ingramcontent.com/pod-product-compliance
Lightning Source LLC
Chambersburg PA
CBHW050017230526
45470CB00003B/1009